# INTRODUCTION

Bienvenue dans le monde fascinant de la confusion métabolique. Cette approche nutritionnelle innovante suscite l'intérêt de nombreux individus en quête d'un mode de vie sain et équilibré. Explorez avec nous les fondements de la confusion métabolique, une méthode qui vise à dynamiser votre métabolisme et à maximiser les bienfaits de votre régime alimentaire. Découvrez comment cette approche unique propose de varier intelligemment vos habitudes alimentaires pour stimuler votre corps de manière nouvelle et passionnante. Préparez-vous à plonger dans les détails captivants de la confusion métabolique et à envisager la nutrition sous un tout nouvel angle.

# CHAPITRE UN

## *Concept de Confusion Métabolique*

La confusion métabolique est une approche novatrice dans le domaine de la nutrition et du bien-être, visant à stimuler et à optimiser le métabolisme de manière intelligente. Cette méthode repose sur l'idée que la variété dans l'alimentation peut jouer un rôle clé pour prévenir l'adaptation métabolique, favorisant ainsi des résultats durables et positifs pour la santé.

L'essence de la confusion métabolique réside dans la rotation stratégique des types d'aliments, des calories et des macros-nutriments dans le régime alimentaire. Plutôt que de suivre un schéma alimentaire statique, la confusion métabolique encourage à varier les apports nutritionnels d'un jour à l'autre. Cette variation intentionnelle empêche le métabolisme de s'adapter à un régime spécifique, évitant ainsi le fameux "plateau" souvent rencontré lors de régimes traditionnels.

## *Fonctionnement du Métabolisme*

Le métabolisme, un processus complexe au cœur de notre corps, régule la transformation des aliments en énergie, la construction des tissus et la régulation des fonctions corporelles. Comprendre le fonctionnement du métabolisme est essentiel pour prendre soin de notre santé et de notre bien-être.

Le métabolisme peut être divisé en deux processus interdépendants : l'anabolisme et le catabolisme. L'anabolisme englobe les réactions qui construisent et synthétisent des molécules plus complexes à partir de composés plus simples. C'est ce processus qui permet la croissance cellulaire, la réparation des tissus et le stockage d'énergie sous forme de graisses et de glycogène. À l'opposé, le catabolisme implique la dégradation des molécules complexes en composés plus simples, libérant ainsi l'énergie nécessaire aux fonctions vitales.

La quantité d'énergie que notre corps dépense au repos est appelée le taux métabolique de base (TMB). Ce dernier est influencé par divers facteurs tels que l'âge, le sexe, la masse musculaire, la génétique et l'activité hormonale. Les hormones thyroïdiennes, par exemple, jouent un rôle clé dans la régulation du métabolisme en contrôlant la vitesse à laquelle les cellules brûlent l'énergie.

Le métabolisme est également étroitement lié à la thermogenèse, le processus de production de chaleur corporelle. Une partie de l'énergie que nous consommons est convertie en chaleur, contribuant au maintien de la température corporelle.

L'apport alimentaire est une composante majeure du métabolisme. Les aliments que nous consommons sont décomposés en nutriments tels que les glucides, les lipides et les protéines. Ces nutriments sont ensuite utilisés pour fournir de l'énergie aux cellules, soutenir les fonctions corporelles et contribuer à la croissance et à la réparation des tissus.

Le métabolisme peut être influencé par des facteurs externes tels que l'activité physique, l'environnement et les habitudes alimentaires. L'exercice régulier stimule le métabolisme en augmentant la masse musculaire et en favorisant la combustion des calories. De plus, certains aliments, tels que les protéines, peuvent augmenter légèrement la dépense énergétique due à l'effet thermique de la nourriture.

## l'Adaptation du Corps à l'Apport Calorique Routinier

Le corps humain possède une remarquable capacité à s'adapter à des schémas alimentaires réguliers en ajustant son métabolisme. Cette adaptation est souvent observée lorsque l'apport calorique devient prévisible et stable sur une période prolongée. Comprendre ce phénomène est essentiel pour aborder efficacement la gestion du poids et maintenir une santé optimale.

Lorsqu'une personne maintient un apport calorique constant sur une période prolongée, le corps peut entrer dans un état d'adaptation métabolique. Cette adaptation vise à préserver l'équilibre énergétique en ajustant le taux métabolique pour correspondre à la quantité d'énergie disponible. En d'autres termes, le corps cherche à économiser de l'énergie lorsque les apports caloriques restent constants.

Cette adaptation métabolique peut se manifester de plusieurs manières. L'une des principales est la réduction du taux métabolique de base, c'est-à-dire la quantité d'énergie que le corps dépense au repos. Le métabolisme ralentit légèrement pour éviter une dépense excessive d'énergie, ce qui peut rendre la perte de poids plus difficile pour certaines personnes.

De plus, le corps peut devenir plus efficace dans l'utilisation de l'énergie. Cela signifie qu'une plus grande proportion de l'énergie provenant des aliments est utilisée pour les fonctions corporelles essentielles, ce qui laisse moins d'énergie disponible pour être stockée ou brûlée.

L'adaptation du corps à un apport calorique routinier peut également affecter la sensation de faim et de satiété. Les hormones régulant l'appétit, comme la ghréline et la leptine, peuvent être influencées par les habitudes alimentaires. Une routine calorique constante peut altérer la réponse de ces hormones, ce qui peut rendre la gestion de l'appétit plus complexe.

Pour contrecarrer ces effets d'adaptation, il peut être bénéfique de pratiquer la variabilité alimentaire et l'ajustement des apports caloriques de temps en temps. Des périodes de surplus calorique ou de déficit calorique contrôlés peuvent aider à « tromper » le corps et à éviter une adaptation métabolique excessive.

## l'Hypothèse de la Confusion Métabolique

L'hypothèse de la confusion métabolique est une théorie intrigante qui remet en question les schémas traditionnels d'alimentation et de régime pour optimiser le métabolisme et favoriser des résultats positifs en matière de santé et de perte de poids. Cette approche novatrice suggère que la variabilité alimentaire peut jouer un rôle clé dans la prévention de l'adaptation métabolique et dans la stimulation constante du corps pour des performances optimales.

Au cœur de l'hypothèse de la confusion métabolique réside l'idée que le corps humain a évolué pour s'adapter à des environnements alimentaires changeants. Dans la nature, les êtres humains n'ont pas eu accès à des repas réguliers et prévisibles, ce qui signifie que notre métabolisme est conçu pour s'ajuster en fonction des fluctuations alimentaires. Lorsque nous suivons des régimes alimentaires statiques et monotones, le métabolisme peut s'adapter en ralentissant ou en s'ajustant pour économiser de l'énergie.

La confusion métabolique propose une approche radicalement différente. Plutôt que de maintenir un apport calorique constant, cette méthode encourage la variation contrôlée des calories et des types d'aliments. En alternant les apports caloriques, les macronutriments et les sources alimentaires, on stimule constamment le métabolisme en évitant l'adaptation. Cette variabilité alimentaire peut aider à maintenir le métabolisme en alerte, ce qui peut potentiellement favoriser une utilisation plus efficace des calories et une meilleure combustion des graisses.

Cependant, il est important de noter que l'hypothèse de la confusion métabolique n'est pas universellement acceptée dans la communauté scientifique. Bien qu'elle ait suscité un intérêt croissant, des recherches supplémentaires sont nécessaires pour confirmer ses effets à long terme sur la perte de poids et la santé métabolique. Les résultats peuvent varier d'une personne à l'autre en fonction de facteurs tels que la génétique, le style de vie et la composition corporelle.

## Préparation d'un Régime de Confusion Métabolique

La préparation d'un régime de confusion métabolique

est une démarche qui requiert une approche réfléchie et un équilibre soigneux entre variabilité alimentaire et nutrition équilibrée. Cette méthode novatrice cherche à stimuler le métabolisme en alternant intelligemment les apports caloriques et les types d'aliments. Voici quelques étapes clés à prendre en compte lors de la préparation d'un tel régime :

Consultez un Professionnel de la Santé :

Avant d'entreprendre tout changement majeur dans votre alimentation, il est essentiel de consulter un médecin ou un nutritionniste. Ils peuvent évaluer votre état de santé actuel, discuter de vos objectifs et vous aider à élaborer un plan qui convient à vos besoins individuels.

Déterminez vos Objectifs :

Clarifiez vos objectifs pour la mise en place de ce régime. Que visez-vous à atteindre ? Perte de poids, gain de masse musculaire, amélioration de la santé métabolique ? Une compréhension claire de vos motivations vous aidera à adapter votre régime en conséquence.

Planification des Variations :

Créez un calendrier d'alternance entre les différents niveaux d'apport calorique. Vous pourriez envisager des jours de déficit calorique alternant avec des jours de maintenance ou même des jours de surplus contrôlé. Variez également les sources de macronutriments (glucides, protéines, lipides) pour éviter la répétition excessive.

Choisissez des Aliments Sains et Variés :

Optez pour une variété d'aliments nutritifs et équilibrés. Incluez des légumes, des fruits, des protéines maigres, des grains entiers et des graisses saines. Assurez-vous que chaque repas est riche en nutriments essentiels.

Surveillez les Portions :

Même avec la variabilité alimentaire, il est important de surveiller les portions pour éviter de consommer excessivement des calories. L'équilibre calorique reste un facteur clé pour atteindre vos objectifs.

Suivez les Réponses de votre Corps :

Tenez compte de la façon dont votre corps réagit à la variabilité alimentaire. Soyez attentif aux changements d'énergie, d'appétit, de performance physique et de bien-être général. Cela vous aidera à ajuster votre régime au besoin.

Restez Hydraté :

L'hydratation est cruciale pour le métabolisme et la santé globale. Assurez-vous de boire suffisamment d'eau tout au long de la journée.

Soyez Patient et Réaliste :

Les résultats ne se produisent pas du jour au lendemain. La confusion métabolique n'est pas une solution magique, mais plutôt une approche à long terme. Soyez patient et réaliste quant à vos attentes.

Principales Considérations et Conseils

Lorsque vous abordez des domaines tels que la nutrition, la santé et le bien-être, certaines considérations clés et conseils pratiques peuvent vous guider pour prendre des décisions éclairées. Voici quelques points importants à garder à l'esprit :

Équilibre et Variété :

Une alimentation équilibrée est essentielle. Assurez-vous

d'inclure une variété d'aliments riches en nutriments, y compris des légumes, des fruits, des protéines maigres, des céréales complètes et des graisses saines. Cela garantit que votre corps reçoit tous les nutriments dont il a besoin.

Portions Contrôlées :

Surveillez vos portions pour éviter la surconsommation de calories. Même les aliments sains peuvent avoir un impact sur l'équilibre calorique si consommés en excès.

Hydratation Adequate :

Buvez suffisamment d'eau tout au long de la journée. L'hydratation est cruciale pour le fonctionnement optimal du corps et peut également affecter la sensation de satiété.

Individualité :

Chaque personne a des besoins nutritionnels et métaboliques différents. Ce qui fonctionne pour quelqu'un d'autre peut ne pas fonctionner pour vous. Écoutez votre corps et ajustez votre régime en conséquence.

Qualité plutôt que Quantité :

Priorisez la qualité des aliments plutôt que la quantité. Optez pour des aliments non transformés et riches en nutriments, plutôt que des options hautement transformées et riches en calories vides.

Écoutez Votre Corps :

Soyez attentif aux signaux de votre corps. Apprenez à distinguer la faim réelle de l'envie émotionnelle et à respecter les besoins de votre corps.

Considérez le Mode de Vie :

Votre mode de vie, y compris votre niveau d'activité physique et vos routines quotidiennes, doit être pris en compte dans votre plan nutritionnel. L'adaptation à votre rythme de vie facilite la durabilité.

Patience et Cohérence :

Les résultats prennent du temps. Évitez les régimes stricts à court terme et visez plutôt une approche durable et cohérente pour obtenir des résultats durables.

Restez Informé :

La nutrition est un domaine en constante évolution. Restez informé des nouvelles recherches et des développements dans le domaine de la santé et de la nutrition.

## Aliments à Consommer dans le Cadre du Régime de Confusion Métabolique

Voici une liste d'aliments à envisager dans ce cadre :

Protéines Maigres :

Les protéines sont essentielles pour la réparation et la croissance des tissus. Choisissez des sources maigres telles que le poulet, la dinde, le poisson, les œufs, le tofu et les légumineuses.

Légumes Colorés :

Les légumes sont riches en fibres, vitamines et minéraux. Optez pour une variété de légumes colorés comme les épinards, les brocolis, les carottes, les poivrons et les tomates.

Fruits Frais :

Les fruits fournissent des antioxydants, des fibres et des glucides naturels. Choisissez une gamme de fruits tels que les baies, les pommes, les oranges et les kiwis.

Céréales Complètes :

Les grains entiers sont riches en fibres et fournissent une libération d'énergie durable. Intégrez des aliments comme le riz brun, les pâtes complètes, l'avoine et le quinoa.

Graisses Saines :

Les graisses saines sont importantes pour la santé du cœur et le bon fonctionnement du corps. Incluez des sources telles que les avocats, les noix, les graines de chia et l'huile d'olive.

Produits Laitiers ou Alternatives :

Si vous consommez des produits laitiers, optez pour des options faibles en gras ou des alternatives à base de plantes telles que le lait d'amande, le yaourt de soja ou le fromage à base de noix.

Collations Équilibrées :

Choisissez des collations riches en protéines et en fibres pour maintenir l'énergie entre les repas. Des options telles que les amandes, les carottes avec de l'houmous ou les fruits avec du yaourt sont de bonnes alternatives.

Viandes Maigres :

Si vous mangez de la viande, privilégiez les coupes maigres comme le filet de bœuf, la poitrine de poulet ou la dinde.

Hydratation :

L'eau est essentielle pour maintenir le métabolisme, l'hydratation et le bon fonctionnement du corps. Buvez suffisamment d'eau tout au long de la journée.

Suppléments en Cas de Besoin :

Si nécessaire, discutez avec un professionnel de la santé de la possibilité de prendre des suppléments pour combler les lacunes nutritionnelles.

## *Aliments à Éviter ou à Limiter dans le Cadre du Régime de Confusion Métabolique*

Voici une liste d'aliments à envisager d'éviter ou de limiter dans ce type de régime :

Aliments Transformés :

Limitez les aliments fortement transformés riches en sucres ajoutés, en graisses saturées et en additifs. Ces aliments peuvent perturber l'équilibre nutritionnel.

Sucreries et Friandises :

Réduisez la consommation de bonbons, de pâtisseries, de sodas et d'autres sources de sucre raffiné. Optez plutôt pour des sources naturelles de sucre, comme les fruits.

Graisses Saturées et Trans :

Évitez les graisses saturées et les graisses trans présentes dans les aliments frits, les fast-foods, les viandes grasses et les produits transformés.

Excès de Sel :

Limitez la consommation d'aliments riches en sel, comme les snacks salés et les repas préparés, car un excès de sel peut affecter la rétention d'eau.

Céréales Raffinées :

Réduisez la consommation de céréales raffinées, comme le pain blanc et les pâtes raffinées, qui sont dépourvues de fibres et de nutriments essentiels.

Alcool :

Limitez la consommation d'alcool, car il peut ajouter des calories vides à votre régime et interférer avec les objectifs de santé.

Excès de Caféine :

Si vous consommez de la caféine, évitez les excès qui pourraient perturber le sommeil ou augmenter l'anxiété.

Collations Vides :

Évitez les collations riches en calories vides, comme les chips et les bonbons, qui peuvent perturber l'équilibre calorique.

Excès de Portion :

Soyez conscient des portions excessives, même avec des aliments nutritifs. Les excès peuvent entraîner un surplus calorique.

Aliments Hypocaloriques Extrêmes :

Évitez les régimes très restrictifs en calories, car ils peuvent entraîner des carences nutritionnelles et ralentir le métabolisme.

## Plans de Repas de Régime de Confusion Métabolique

Voici des exemples de plans de repas pour 14 Jours :

Jour 1 :

• Petit-déjeuner : Omelette aux légumes (poivrons, épinards) avec une tranche de pain complet.

• Déjeuner : Salade de quinoa aux légumes et au poulet grillé.

• Collation : Yaourt grec avec des baies.

• Dîner : Saumon cuit au four avec haricots verts et pommes de terre douces.

Jour 2 :

• Petit-déjeuner : Smoothie aux fruits (banane, myrtilles, épinards) avec des graines de chia.

• Déjeuner : Wrap de laitue avec dinde, avocat et légumes.

• Collation : Poignée d'amandes.

• Dîner : Chili végétarien aux légumineuses et légumes.

Jour 3 :

• Petit-déjeuner : Yaourt nature avec granola maison et fruits frais.

• Déjeuner : Salade de thon avec des légumes variés et des olives.

• Collation : Carottes avec houmous.

• Dîner : Poulet sauté aux légumes sur un lit de riz brun.

Jour 4 :

• Petit-déjeuner : Pain complet avec avocat écrasé et œuf poché.

• Déjeuner : Bol de riz complet avec tofu grillé, légumes rôtis et sauce aux arachides.

• Collation : Tranches de concombre avec fromage cottage.

• Dîner : Brochettes de bœuf avec courgettes et poivrons.

Jour 5 :

• Petit-déjeuner : Porridge d'avoine avec des noix et des fruits secs.

• Déjeuner : Salade de pâtes complètes avec légumes, fromage feta et vinaigrette légère.

• Collation : Un fruit au choix.

• Dîner : Tacos de poisson avec salsa fraîche et guacamole.

Jour 6 :

• Petit-déjeuner : Crêpes protéinées avec des fruits et un filet de sirop d'érable.

• Déjeuner : Wrap de légumes grillés avec hummus.

• Collation : Fromage cottage avec miel et graines de tournesol.

• Dîner : Dinde rôtie avec légumes racines et quinoa.

Jour 7 :

• Petit-déjeuner : Smoothie vert avec épinards, banane, mangue et lait d'amande.

• Déjeuner : Buddha bowl avec riz, légumineuses, légumes et avocat.

• Collation : Un yaourt avec des graines de lin.

• Dîner : Curry de pois chiches avec du riz basmati.

Jour 8 :

• Petit-déjeuner : Pain complet grillé avec du beurre d'amande et des tranches de banane.

• Déjeuner : Salade de poulet aux noix et aux légumes variés.

• Collation : Barre de noix et de fruits sans sucre ajouté.

• Dîner : Saumon grillé avec asperges et quinoa.

Jour 9 :

• Petit-déjeuner : Smoothie aux protéines à base de lait d'amande, protéine en poudre, épinards et baies.

• Déjeuner : Bol de soupe aux légumes avec une tranche de pain complet.

- Collation : Fromage cottage avec des morceaux de fruit.

- Dîner : Tofu sauté avec légumes variés et riz complet.

Jour 10 :

- Petit-déjeuner : Yaourt grec avec des noix et une cuillère de miel.

- Déjeuner : Wrap de dinde avec légumes croquants et moutarde.

- Collation : Bâtonnets de céleri avec beurre d'arachide.

- Dîner : Poulet au citron avec brocoli et pommes de terre.

Jour 11 :

- Petit-déjeuner : Crêpes à la farine d'avoine avec des framboises et un filet de sirop d'érable.

- Déjeuner : Salade de pois chiches avec des légumes colorés et une vinaigrette légère.

- Collation : Un fruit au choix.

- Dîner : Brochettes de légumes et crevettes grillées avec couscous.

Jour 12 :

- Petit-déjeuner : Omelette aux champignons et aux épinards avec une tranche de pain complet.

- Déjeuner : Bowl de quinoa avec des légumes rôtis et du poulet.

- Collation : Yaourt nature avec des graines de chia.

- Dîner : Curry de légumes avec du riz basmati.

Jour 13 :

- Petit-déjeuner : Toast d'avocat avec tomates cerises et œuf poché.

• Déjeuner : Wrap végétarien aux haricots noirs et légumes variés.

• Collation : Poignée de noix mélangées.

• Dîner : Steak de bœuf avec haricots verts et patates douces.

Jour 14 :

• Petit-déjeuner : Smoothie protéiné avec lait d'amande, banane, beurre d'arachide et épinards.

• Déjeuner : Salade de saumon avec avocat, concombre et vinaigrette citronnée.

• Collation : Tranches de concombre avec houmous.

• Dîner : Ratatouille avec quinoa.

## Liste de Courses pour le Régime de Confusion Métabolique

Voici une liste d'achats pour vous guider lors de vos courses :

Produits Frais :

• Légumes variés (épinards, brocolis, carottes, poivrons, tomates, concombre, etc.)

• Fruits frais (bananes, baies, pommes, oranges, etc.)

• Herbes fraîches (coriandre, basilic, persil, etc.)

• Viandes maigres (poulet, dinde, poisson, bœuf maigre)

• Produits laitiers (yaourt grec, fromage cottage, lait d'amande)

Produits en Vrac :

• Légumineuses (haricots noirs, pois chiches, lentilles)

• Grains entiers (riz complet, quinoa, avoine, pâtes

complètes)

• Noix et graines (amandes, noix, graines de chia, graines de tournesol)

Rayon Surgelés :

• Légumes surgelés (épinards, brocolis, légumes mélangés)

• Fruits surgelés (baies, mangue, ananas)

Boulangerie :

• Pain complet ou pain aux grains entiers

• Wraps ou tortillas à grains entiers

Épicerie :

• Huiles saines (huile d'olive, huile de coco)

• Vinaigrettes légères

• Épices et assaisonnements (curcuma, paprika, poivre, etc.)

Produits Frais et Réfrigérés :

• Œufs

• Tofu

• Fromages faibles en gras (feta, fromage cottage)

• Viandes froides maigres (dinde, poulet)

Collations et Autres :

• Barres de noix et de fruits sans sucre ajouté

• Grignotines santé (carottes, céleri, houmous)

• Protéines en poudre (en option)

Boissons :

• Eau potable en quantité suffisante

• Lait d'amande non sucré

Épicerie Spéciale (en Option) :

• Aliments biologiques

• Produits sans gluten

# CHAPITRE DEUX

*Recettes et lignes directrices
du régime de confusion
métabolique;*

## Eau Infusée Au Concombre Et À La Menthe

Description du Repas : L'eau infusée au concombre et à la menthe est une boisson rafraîchissante et hydratante, parfaite pour vous désaltérer tout au long de la journée. Les tranches de concombre ajoutent une note légèrement croquante, tandis que la menthe apporte une saveur revigorante. Cette boisson est faible en calories et pleine de bienfaits pour la santé.

Liste d'Ingrédients :

- 1/2 concombre bio, lavé et tranché finement
- 10-12 feuilles de menthe fraîche
- 1,5 litre d'eau filtrée
- Glaçons (en option)
- Édulcorant naturel (facultatif)

Instructions Étape par Étape :

1. Dans une carafe ou une grande bouteille d'eau, placez les tranches de concombre et les feuilles de menthe.

2. Remplissez la carafe avec 1,5 litre d'eau filtrée. Si vous préférez une eau plus froide, ajoutez des glaçons.

3. Si vous souhaitez une légère douceur, vous pouvez ajouter un édulcorant naturel comme de la stevia ou du miel. Cependant, cela est facultatif, car les saveurs naturelles du concombre et de la menthe sont déjà délicieusement rafraîchissantes.

4. Mélangez légèrement les ingrédients avec une cuillère en bois pour permettre aux saveurs de se diffuser dans l'eau.

5. Laissez l'eau infuser au réfrigérateur pendant au moins 1 à 2 heures, voire toute la nuit, pour obtenir une saveur plus intense.

6. Lorsque l'eau a atteint la saveur désirée, servez-la dans des verres avec ou sans glaçons.

Information Nutritionnelle par Portion :

• Calories : 5 calories par portion (estimé)

• Glucides : 1 g

• Fibres : 3 g

• Vitamine C : Excellente source grâce au concombre et à la menthe

## Salade De Haricots Noirs Et Quinoa

Description du Repas : La salade de haricots noirs et quinoa est une option saine et délicieuse, remplie de protéines végétales, de fibres et de saveurs. Elle peut être servie en tant que plat principal nutritif ou en accompagnement coloré. Cette recette est légère et nutritive, parfaite pour une alimentation équilibrée.

Liste d'Ingrédients :

- 1 tasse de quinoa, rincé
- 2 tasses d'eau
- 1 boîte (15 oz) de haricots noirs, rincés et égouttés
- 1 poivron rouge, coupé en dés
- 1 concombre, coupé en dés
- 1 oignon rouge, finement haché
- 1/4 tasse de coriandre fraîche, hachée
- Jus de 2 citrons
- 2 cuillères à soupe d'huile d'olive
- Sel et poivre noir, au goût

Instructions Étape par Étape :

1. Dans une casserole, portez 2 tasses d'eau à ébullition. Ajoutez le quinoa rincé, réduisez le feu à doux, couvrez et laissez mijoter pendant environ 15 minutes, ou jusqu'à ce que le quinoa soit cuit et les germes soient visibles. Retirez du feu et laissez reposer, couvert, pendant 5 minutes. Égrenez à la fourchette et laissez refroidir.

2. Dans un grand saladier, combinez les haricots noirs, les dés de poivron rouge, de concombre et l'oignon rouge haché.

3. Ajoutez le quinoa cuit et refroidi dans le saladier.

4. Préparez la vinaigrette en mélangeant le jus de citron, l'huile d'olive, le sel et le poivre dans un petit bol.

5. Versez la vinaigrette sur les ingrédients dans le saladier et mélangez bien pour enrober tous les ingrédients.

6. Ajoutez la coriandre fraîche hachée et mélangez à nouveau.

7. Réfrigérez la salade pendant environ 30 minutes avant de servir pour permettre aux saveurs de se mélanger.

Information Nutritionnelle par Portion :

• Calories : 250 calories par portion (estimé)

• Protéines : 8 g

• Glucides : 40 g

• Fibres : 8 g

• Vitamine C : Excellente source grâce au poivron rouge

• Fer : Source de fer végétal à partir des haricots noirs et du quinoa

## Smoothie Aux Baies Mélangées Et Yaourt Grec

Description du Repas : Le smoothie aux baies mélangées et yaourt grec est une boisson délicieusement crémeuse, riche en antioxydants et en protéines. Parfait pour un petit-déjeuner équilibré ou une collation énergisante, ce smoothie combine la douceur des baies avec la texture onctueuse du yaourt grec.

Liste d'Ingrédients :

• 1 tasse de baies mélangées (fraises, framboises, myrtilles)

• 1/2 tasse de yaourt grec nature

• 1/2 banane mûre

• 1/2 tasse de lait d'amande non sucré

• 1 cuillère à soupe de miel (facultatif)

• Quelques glaçons

Instructions Étape par Étape :

1. Placez les baies mélangées dans le blender.

2. Ajoutez le yaourt grec, la demi-banane et le lait d'amande.

3. Si vous préférez un smoothie plus sucré, ajoutez une cuillère à soupe de miel.

4. Ajoutez quelques glaçons pour donner une texture rafraîchissante.

5. Mélangez le tout à haute vitesse jusqu'à ce que le smoothie soit lisse et crémeux.

6. Goûtez et ajustez la douceur ou la texture selon vos préférences.

7. Versez le smoothie dans un verre et dégustez immédiatement.

Information Nutritionnelle par Portion :

• Calories : 200 calories par portion (estimé)

• Protéines : 12 g

• Glucides : 35 g

• Fibres : 5 g

• Vitamine C : Source importante grâce aux baies

• Calcium : Source de calcium provenant du yaourt grec

## Mélange De Légumes Rôtis

Description du Repas : Le mélange de légumes rôtis est une option savoureuse et polyvalente pour un plat d'accompagnement sain et coloré. En associant une variété de légumes riches en nutriments, cette recette offre des saveurs délicieuses et une texture croustillante grâce à la cuisson au four.

Liste d'Ingrédients :

- 2 carottes, pelées et coupées en bâtonnets

- 1 poivron rouge, coupé en dés

- 1 courgette, coupée en rondelles

- 1 oignon rouge, coupé en quartiers

- 1 tasse de chou-fleur en petits bouquets

- 2 cuillères à soupe d'huile d'olive

- 1 cuillère à café d'herbes de Provence (ou mélange d'herbes de votre choix)

- Sel et poivre noir, au goût

Instructions Étape par Étape :

1. Préchauffez le four à 200°C (400°F).

2. Dans un grand bol, mélangez les légumes préparés avec l'huile d'olive, les herbes de Provence, le sel et le poivre.

3. Disposez les légumes en une seule couche sur une plaque de cuisson recouverte de papier sulfurisé.

4. Rôtissez les légumes au four pendant environ 20-25 minutes, en les remuant à mi-cuisson pour assurer une cuisson uniforme. Les légumes doivent être tendres et légèrement dorés.

5. Une fois rôtis, retirez les légumes du four et servez-les chauds en accompagnement d'un plat principal.

Information Nutritionnelle par Portion :

- Calories : 120 calories par portion (estimé)

- Glucides : 15 g

- Fibres : 5 g

- Vitamine A : Source de vitamine A à partir des carottes et du poivron rouge

• Vitamine C : Source de vitamine C grâce au poivron rouge et à la courgette

## Toast À L'avocat Avec Œuf Poché

Description du Repas : Le toast à l'avocat avec œuf poché est une option de petit-déjeuner saine et satisfaisante qui associe les bienfaits crémeux de l'avocat avec la protéine nourrissante de l'œuf poché. Cette recette est simple à préparer et offre un mélange équilibré de saveurs et de textures.

Liste d'Ingrédients :

• 1 avocat mûr, coupé en tranches

• 2 œufs frais

• 2 tranches de pain complet ou de pain aux grains entiers

• Jus de citron

• Sel et poivre noir, au goût

• Pincée de flocons de piment rouge (facultatif)

• Herbes fraîches (ciboulette, persil) pour la garniture

Instructions Étape par Étape :

1. Remplissez une casserole d'eau et portez à ébullition. Réduisez ensuite le feu à faible ébullition.

2. Ajoutez une cuillère à café de vinaigre dans l'eau (cela aide à maintenir l'œuf poché en forme) et créez un tourbillon léger dans l'eau à l'aide d'une cuillère.

3. Cassez un œuf dans un petit bol et faites-le glisser doucement dans l'eau en tourbillon. Faites de même avec le deuxième œuf.

4. Laissez cuire les œufs pendant environ 3-4 minutes pour obtenir un jaune légèrement coulant. Si vous préférez le jaune plus cuit, laissez-les quelques minutes de plus.

5. À l'aide d'une écumoire, retirez délicatement les œufs pochés de l'eau et égouttez-les sur du papier absorbant.

6. Pendant que les œufs cuisent, faites griller les tranches de pain.

7. Écrasez les tranches d'avocat sur les tranches de pain grillé. Arrosez d'un filet de jus de citron et assaisonnez de sel et de poivre noir.

8. Placez un œuf poché sur chaque tartine d'avocat.

9. Garnissez de flocons de piment rouge et d'herbes fraîches hachées.

10. Servez les toasts à l'avocat avec œuf poché immédiatement.

Information Nutritionnelle par Portion :

• Calories : 300 calories par portion (estimé)

• Protéines : 12 g

• Glucides : 25 g

• Fibres : 8 g

• Graisses saines : Source de graisses saines à partir de l'avocat et de l'œuf

## Riz Complet Sauté Aux Légumes

Description du Repas : Le riz complet sauté aux légumes est un plat délicieux et équilibré qui associe la texture moelleuse du riz complet avec la variété de légumes colorés. Cette recette de sauté est une option saine et polyvalente, parfaite comme plat principal ou en accompagnement d'une source de protéines.

Liste d'Ingrédients :

• 2 tasses de riz complet cuit (refroidi de préférence)

• 1 tasse de légumes variés coupés en dés (carottes, pois, poivrons, brocolis, etc.)

• 1 oignon moyen, coupé en dés

• 2 gousses d'ail, hachées

• 1 cuillère à soupe d'huile de sésame ou d'huile d'olive

• 2 cuillères à soupe de sauce soja (faible en sodium de préférence)

• 1 cuillère à café de gingembre frais râpé

• Poivre noir moulu, au goût

• Graines de sésame pour la garniture

Instructions Étape par Étape :

1. Dans une grande poêle ou un wok, chauffez l'huile de sésame ou l'huile d'olive à feu moyen.

2. Ajoutez l'oignon haché et faites revenir jusqu'à ce qu'il soit translucide.

3. Ajoutez les légumes coupés en dés dans la poêle et faites sauter pendant quelques minutes jusqu'à ce qu'ils soient légèrement tendres mais encore croquants.

4. Ajoutez l'ail haché et le gingembre râpé à la poêle et faites sauter pendant environ 1 minute jusqu'à ce qu'ils dégagent leur arôme.

5. Ajoutez le riz cuit à la poêle et mélangez bien avec les légumes.

6. Versez la sauce soja sur le mélange de riz et légumes et mélangez pour enrober uniformément.

7. Assaisonnez avec du poivre noir moulu selon votre goût.

8. Faites sauter le mélange pendant quelques minutes supplémentaires, en remuant fréquemment, pour réchauffer le riz et les légumes.

9. Une fois que le tout est bien chaud, retirez la poêle du feu.

10. Servez le riz complet sauté aux légumes dans des assiettes individuelles et garnissez de graines de sésame.

Information Nutritionnelle par Portion :

• Calories : 250 calories par portion (estimé)

• Protéines : 6 g

• Glucides : 45 g

• Fibres : 5 g

• Vitamines et Minéraux : Variété de nutriments à partir des légumes et du riz complet

## Poulet Grillé Avec Salade De Quinoa

Description du Repas : Le poulet grillé avec salade de quinoa est un plat complet et équilibré qui associe des protéines maigres, des glucides sains et une variété de légumes frais. Cette recette est idéale pour un repas nourrissant et savoureux, parfaitement adapté à un style de vie sain.

Liste d'Ingrédients : Pour le Poulet Grillé :

• 2 poitrines de poulet désossées et sans peau

• 2 cuillères à soupe d'huile d'olive

• Jus de 1 citron

- 2 gousses d'ail, émincées
- Herbes séchées (thym, romarin, origan), au goût
- Sel et poivre noir, au goût

Pour la Salade de Quinoa :

- 1 tasse de quinoa, rincé
- 2 tasses d'eau ou de bouillon de légumes
- 1 concombre, coupé en dés
- 1 poivron rouge, coupé en dés
- 1 tomate, coupée en dés
- 1/4 tasse d'oignon rouge, finement haché
- Jus de 1 citron
- 2 cuillères à soupe d'huile d'olive
- Sel et poivre noir, au goût
- Feuilles de persil frais pour la garniture

Instructions Étape par Étape : Pour le Poulet Grillé :

1. Dans un bol, mélangez l'huile d'olive, le jus de citron, l'ail émincé, les herbes séchées, le sel et le poivre.

2. Placez les poitrines de poulet dans le mélange d'assaisonnement et assurez-vous qu'elles sont bien enrobées. Laissez mariner pendant au moins 30 minutes.

3. Préchauffez le grill à feu moyen-élevé. Grillez les poitrines de poulet pendant environ 6-8 minutes de chaque côté, jusqu'à ce qu'elles soient bien cuites et légèrement dorées. Le temps de cuisson peut varier en fonction de l'épaisseur des poitrines de poulet.

4. Retirez le poulet grillé du grill et laissez reposer quelques minutes avant de trancher.

Pour la Salade de Quinoa :

1. Dans une casserole, portez 2 tasses d'eau ou de bouillon de légumes à ébullition. Ajoutez le quinoa rincé, réduisez le feu à doux, couvrez et laissez mijoter pendant environ 15 minutes, ou jusqu'à ce que le quinoa soit cuit et les germes visibles. Retirez du feu et laissez reposer, couvert, pendant 5 minutes. Égrenez à la fourchette et laissez refroidir.

2. Dans un grand saladier, mélangez le quinoa cuit, les dés de concombre, de poivron rouge, de tomate et d'oignon rouge.

3. Dans un petit bol, préparez la vinaigrette en mélangeant le jus de citron, l'huile d'olive, le sel et le poivre.

4. Versez la vinaigrette sur la salade de quinoa et mélangez pour enrober uniformément.

5. Servez la salade de quinoa dans des assiettes individuelles, garnissez de feuilles de persil frais et placez les tranches de poulet grillé sur le dessus.

Information Nutritionnelle par Portion :

• Calories : 350 calories par portion (estimé)

• Protéines : 25 g

• Glucides : 30 g

• Fibres : 6 g

• Graisses saines : Source de graisses saines à partir de l'huile d'olive et du poulet maigre

## Saumon Au Four Avec Asperges

Description du Repas : Le saumon au four avec asperges est un plat sain et délicieux qui associe la richesse en oméga-3 du saumon avec la fraîcheur des asperges. Cette recette est simple à préparer et offre une combinaison équilibrée de protéines, de légumes et de graisses saines.

Liste d'Ingrédients :

• 2 filets de saumon

• 1 botte d'asperges, extrémités coupées

• 2 cuillères à soupe d'huile d'olive

• Jus de 1 citron

• 2 gousses d'ail, émincées

• Herbes fraîches (aneth, persil) ou séchées (origan, thym), au goût

• Sel et poivre noir, au goût

• Quartiers de citron pour la garniture

Instructions Étape par Étape :

1. Préchauffez le four à 200°C (400°F).

2. Dans un bol, mélangez l'huile d'olive, le jus de citron, l'ail émincé, les herbes, le sel et le poivre.

3. Placez les filets de saumon dans un plat allant au four. Arrosez-les avec la moitié du mélange d'assaisonnement et assurez-vous qu'ils sont bien enrobés.

4. Disposez les asperges autour des filets de saumon dans le plat. Arrosez les asperges avec le reste du mélange d'assaisonnement.

5. Placez des quartiers de citron sur les filets de saumon.

6. Cuisez au four pendant environ 12-15 minutes, ou jusqu'à ce que le saumon soit cuit à votre niveau de cuisson préféré (le saumon doit s'effeuiller facilement à la fourchette).

7. Pendant la cuisson, vous pouvez arroser le saumon et les asperges avec le jus de cuisson pour les garder juteux.

8. Une fois cuit, retirez le plat du four et laissez reposer quelques minutes avant de servir.

9. Servez les filets de saumon au four avec les asperges dans des assiettes individuelles. Garnissez de plus d'herbes fraîches si désiré.

Information Nutritionnelle par Portion :

• Calories : 300 calories par portion (estimé)

• Protéines : 25 g

• Glucides : 8 g

• Fibres : 3 g

• Graisses saines : Source d'oméga-3 à partir du saumon et d'huile d'olive

## Bol De Burrito Au Quinoa Et Aux Haricots Noirs

Description du Repas : Le bol de burrito au quinoa et aux haricots noirs est une version saine et végétalienne d'un classique tex-mex. Cette recette combine les saveurs riches des haricots noirs, du quinoa, des légumes croquants et des garnitures savoureuses pour créer un repas copieux et satisfaisant.

Liste d'Ingrédients :

• 1 tasse de quinoa, rincé

• 2 tasses d'eau ou de bouillon de légumes

• 1 boîte (15 oz) de haricots noirs, rincés et égouttés

• 1 poivron rouge, coupé en dés

- 1 avocat, coupé en tranches

- 1 tasse de maïs grillé (frais, en conserve ou surgelé)

- 1/2 tasse de salsa (au choix)

- 1/4 tasse d'oignon rouge, finement haché

- Jus de 1 citron vert

- 2 cuillères à soupe de coriandre fraîche, hachée

- Sel et poivre noir, au goût

Instructions Étape par Étape :

1. Dans une casserole, portez 2 tasses d'eau ou de bouillon de légumes à ébullition. Ajoutez le quinoa rincé, réduisez le feu à doux, couvrez et laissez mijoter pendant environ 15 minutes, ou jusqu'à ce que le quinoa soit cuit et les germes visibles. Retirez du feu et laissez reposer, couvert, pendant 5 minutes. Égrenez à la fourchette et laissez refroidir.

2. Dans un grand bol, mélangez les haricots noirs, les dés de poivron rouge, le maïs grillé et l'oignon rouge haché.

3. Ajoutez le quinoa cuit et refroidi dans le bol et mélangez pour combiner tous les ingrédients.

4. Dans un petit bol, préparez une vinaigrette en mélangeant le jus de citron vert, la coriandre hachée, le sel et le poivre noir.

5. Versez la vinaigrette sur le mélange de quinoa et de haricots et mélangez pour enrober uniformément.

6. Pour assembler les bols de burrito, répartissez le mélange de quinoa et de haricots dans des bols individuels.

7. Garnissez chaque bol avec des tranches d'avocat, de la salsa et d'autres garnitures de votre choix.

8. Servez les bols de burrito au quinoa et aux haricots noirs

immédiatement.

Information Nutritionnelle par Portion :

• Calories : 350 calories par portion (estimé)

• Protéines : 12 g

• Glucides : 60 g

• Fibres : 12 g

• Graisses saines : Source de graisses saines à partir de l'avocat et des haricots noirs

## Salade Aux Noix, Épinards Et Fromage Feta

Description du Repas : La salade aux noix, épinards et fromage feta est une combinaison délicieuse de saveurs et de textures. Les épinards frais, les noix croquantes et le fromage feta salé créent un équilibre parfait entre douceur et richesse. Cette recette est idéale en tant que plat d'accompagnement ou en entrée légère.

Liste d'Ingrédients :

• 4 tasses d'épinards frais, lavés et égouttés

• 1/2 tasse de noix (noix de Grenoble, noix de pécan, noix de cajou, etc.)

• 1/3 tasse de fromage feta émietté

• 1/4 tasse d'oignon rouge finement tranché

• 1/4 tasse de vinaigrette balsamique (faite maison ou du commerce)

• 1 cuillère à soupe d'huile d'olive

• Sel et poivre noir, au goût

Instructions Étape par Étape :

1. Dans un grand saladier, ajoutez les épinards frais lavés et égouttés.

2. Ajoutez les noix dans le saladier, en les répartissant uniformément sur les épinards.

3. Émiettez le fromage feta sur la salade.

4. Ajoutez les tranches d'oignon rouge dans le saladier.

5. Préparez la vinaigrette balsamique en mélangeant la vinaigrette avec l'huile d'olive, le sel et le poivre noir.

6. Arrosez la salade avec la vinaigrette et mélangez délicatement pour enrober tous les ingrédients.

7. Servez immédiatement la salade aux noix, épinards et fromage feta.

Information Nutritionnelle par Portion :

• Calories : 250 calories par portion (estimé)

• Protéines : 8 g

• Glucides : 10 g

• Fibres : 4 g

• Graisses saines : Source de graisses saines à partir des noix et de l'huile d'olive

## Ratatouille Aux Courgettes, Aubergines Et Poivrons

Description du Repas : La ratatouille aux courgettes, aubergines et poivrons est un plat classique de la cuisine méditerranéenne, rempli de saveurs vives et de légumes frais. Cette recette propose une combinaison délicieuse de légumes cuits lentement pour créer un plat coloré, nutritif et délicieux.

Liste d'Ingrédients :

• 2 courgettes, coupées en rondelles

• 1 aubergine, coupée en dés

• 2 poivrons (rouge et jaune de préférence), coupés en lanières

• 1 oignon, coupé en demi-rondelles

• 3 gousses d'ail, émincées

• 1 boîte (14 oz) de tomates concassées

• 2 cuillères à soupe d'huile d'olive

• Herbes de Provence (thym, romarin, origan), au goût

• Sel et poivre noir, au goût

• Feuilles de basilic frais pour la garniture

Instructions Étape par Étape :

1. Dans une grande poêle ou une cocotte, chauffez l'huile d'olive à feu moyen.

2. Ajoutez l'oignon coupé en demi-rondelles et faites revenir jusqu'à ce qu'il soit tendre et légèrement doré.

3. Ajoutez l'ail émincé dans la poêle et faites revenir pendant environ 1 minute jusqu'à ce qu'il dégage son arôme.

4. Ajoutez les lanières de poivron et faites sauter pendant quelques minutes jusqu'à ce qu'elles commencent à ramollir.

5. Ajoutez les dés d'aubergine et les rondelles de courgette dans la poêle. Faites sauter pendant quelques minutes pour permettre aux légumes de s'attendrir.

6. Incorporez les tomates concassées dans la poêle et

mélangez bien avec les légumes.

7. Assaisonnez avec les herbes de Provence, le sel et le poivre noir selon votre goût.

8. Réduisez le feu à doux, couvrez la poêle et laissez mijoter la ratatouille pendant environ 20-25 minutes, en remuant de temps en temps. Les légumes doivent être tendres.

9. Une fois cuite, ajustez l'assaisonnement si nécessaire.

10. Servez la ratatouille aux courgettes, aubergines et poivrons dans des assiettes individuelles. Garnissez de feuilles de basilic frais.

Information Nutritionnelle par Portion :

• Calories : 150 calories par portion (estimé)

• Glucides : 25 g

• Fibres : 8 g

• Vitamines et Minéraux : Variété de nutriments à partir des légumes

## Salade Aux Pommes Et Noix Avec Vinaigrette Au Miel

Description du Repas : La salade aux pommes et noix avec vinaigrette au miel est une combinaison délicieuse de saveurs sucrées et croquantes. Les pommes juteuses, les noix croustillantes et la vinaigrette au miel créent un équilibre parfait entre douceur et richesse. Cette recette est idéale en tant que plat d'accompagnement ou en entrée légère.

Liste d'Ingrédients :

• 4 tasses de mélange de laitue (laitue romaine, laitue

iceberg, épinards, etc.), lavé et égoutté

• 2 pommes, coupées en tranches fines

• 1/2 tasse de noix (noix, noix de pécan, noix de cajou, etc.), concassées

• 1/4 tasse de fromage bleu ou de fromage de chèvre émietté

• 1/4 tasse d'oignon rouge finement tranché

• 1/4 tasse de vinaigrette au miel (faite maison ou du commerce)

• 1 cuillère à soupe d'huile d'olive

• Sel et poivre noir, au goût

Instructions Étape par Étape :

1. Dans un grand saladier, ajoutez le mélange de laitue lavé et égoutté.

2. Disposez les tranches de pomme sur le dessus de la laitue.

3. Saupoudrez les noix concassées sur la salade.

4. Ajoutez le fromage bleu ou de chèvre émietté dans le saladier.

5. Ajoutez les tranches d'oignon rouge dans le saladier.

6. Préparez la vinaigrette au miel en mélangeant la vinaigrette avec l'huile d'olive, le sel et le poivre noir.

7. Arrosez la salade avec la vinaigrette au miel et mélangez délicatement pour enrober tous les ingrédients.

8. Servez immédiatement la salade aux pommes et noix avec vinaigrette au miel.

Information Nutritionnelle par Portion :

• Calories : 250 calories par portion (estimé)

• Glucides : 20 g

- Fibres : 4 g
- Graisses saines : Source de graisses saines à partir des noix et de l'huile d'olive

## Soupe De Lentilles Aux Épinards

Description du Repas : La soupe de lentilles aux épinards est une option réconfortante et nourrissante, parfaite pour les journées fraîches. Les lentilles riches en protéines se marient parfaitement avec les épinards verts et les épices, créant une soupe délicieuse et équilibrée.

Liste d'Ingrédients :

- 1 tasse de lentilles vertes ou brunes, rincées et égouttées
- 4 tasses de bouillon de légumes
- 2 tasses d'épinards frais, lavés et hachés
- 1 oignon, haché
- 2 gousses d'ail, émincées
- 1 carotte, coupée en dés
- 1 branche de céleri, coupée en dés
- 1 cuillère à soupe d'huile d'olive
- 1 cuillère à café de cumin en poudre
- 1/2 cuillère à café de curcuma en poudre
- Sel et poivre noir, au goût
- Jus de citron (facultatif)
- Feuilles de coriandre ou persil pour la garniture

Instructions Étape par Étape :

1. Dans une grande casserole, chauffez l'huile d'olive à feu

moyen.

2. Ajoutez l'oignon haché et faites revenir jusqu'à ce qu'il soit tendre et légèrement doré.

3. Ajoutez l'ail émincé dans la casserole et faites revenir pendant environ 1 minute jusqu'à ce qu'il dégage son arôme.

4. Ajoutez les dés de carotte et de céleri dans la casserole. Faites revenir pendant quelques minutes jusqu'à ce qu'ils commencent à ramollir.

5. Ajoutez les lentilles rincées dans la casserole. Remuez pour bien les enrober des épices et des légumes.

6. Versez le bouillon de légumes dans la casserole. Ajoutez le cumin en poudre, le curcuma en poudre, le sel et le poivre noir. Mélangez bien.

7. Portez le mélange à ébullition, puis réduisez le feu à doux. Laissez mijoter la soupe pendant environ 25-30 minutes, ou jusqu'à ce que les lentilles soient tendres.

8. Ajoutez les épinards hachés dans la soupe et laissez-les cuire pendant quelques minutes jusqu'à ce qu'ils soient fanés.

9. Ajustez l'assaisonnement selon votre goût. Si désiré, ajoutez un filet de jus de citron pour rehausser les saveurs.

10. Servez la soupe de lentilles aux épinards dans des bols individuels. Garnissez de feuilles de coriandre ou de persil frais.

Information Nutritionnelle par Portion :

• Calories : 200 calories par portion (estimé)

• Protéines : 10 g

• Glucides : 30 g

- Fibres : 10 g

- Vitamines et Minéraux : Variété de nutriments à partir des lentilles et des épinards

## Thé Glacé Aux Herbes Avec Citron

Description du Repas : Le thé glacé aux herbes avec citron est une boisson rafraîchissante et parfumée, parfaite pour se désaltérer pendant les journées chaudes. Les herbes fraîches et le zeste de citron ajoutent une touche de saveur et de vitalité à cette boisson saine et délicieuse.

Liste d'Ingrédients :

- 4 sachets de thé aux herbes (menthe, camomille, verveine, etc.) ou 4 cuillères à café d'herbes séchées en vrac

- 4 tasses d'eau

- Zeste de 1 citron

- Jus de 1 citron

- 2 cuillères à soupe de miel ou de sirop d'agave (facultatif, pour sucrer)

- Glaçons

- Tranches de citron pour la garniture

- Feuilles de menthe ou de basilic pour la garniture

Instructions Étape par Étape :

1. Faites chauffer 4 tasses d'eau dans une casserole jusqu'à ébullition.

2. Retirez la casserole du feu et ajoutez les sachets de thé aux herbes ou les herbes séchées en vrac. Laissez infuser pendant environ 5-7 minutes, ou selon les instructions sur l'emballage.

3. Retirez les sachets de thé ou filtrez les herbes de la casserole.

4. Ajoutez le zeste de citron au thé infusé. Laissez le zeste infuser pendant quelques minutes pour libérer ses arômes.

5. Laissez le thé refroidir à température ambiante, puis placez-le au réfrigérateur pour qu'il refroidisse complètement.

6. Une fois le thé refroidi, ajoutez le jus de citron fraîchement pressé et le miel ou le sirop d'agave, si vous le souhaitez. Remuez bien pour mélanger les saveurs.

7. Remplissez des verres avec des glaçons.

8. Versez le thé glacé aux herbes dans les verres remplis de glaçons.

9. Garnissez chaque verre avec une tranche de citron et des feuilles de menthe ou de basilic frais.

10. Servez le thé glacé aux herbes avec citron immédiatement et savourez-le bien frais.

Conseil : Vous pouvez personnaliser cette recette en utilisant différentes herbes fraîches ou séchées en fonction de vos préférences. Les combinaisons de menthe et de camomille, ou de verveine et de basilic, sont également délicieuses pour cette boisson glacée.

## Smoothie Aux Fruits Frais Avec Eau De Coco

Description du Repas : Le smoothie aux fruits frais avec eau de coco est une boisson délicieusement rafraîchissante et nutritive, parfaite pour une collation saine ou un petit-déjeuner énergisant. Les fruits frais et l'eau de coco se combinent pour créer une boisson hydratante et pleine de saveurs naturelles.

Liste d'Ingrédients :

• 1 banane, pelée et coupée en morceaux

• 1 tasse de fruits mélangés (fraises, mangues, ananas, baies, etc.), coupés en morceaux si nécessaire

• 1 tasse d'eau de coco

• 1/2 tasse de yaourt nature (grec ou végétalien)

• 1 cuillère à soupe de miel ou de sirop d'érable (facultatif, pour sucrer)

• Glaçons (facultatif)

Instructions Étape par Étape :

1. Placez la banane coupée en morceaux et les fruits mélangés dans un mixeur.

2. Ajoutez l'eau de coco dans le mixeur.

3. Ajoutez le yaourt nature dans le mixeur.

4. Si vous souhaitez sucrer le smoothie, ajoutez le miel ou le sirop d'érable.

5. Si vous préférez un smoothie plus frais, ajoutez quelques glaçons dans le mixeur.

6. Mélangez tous les ingrédients dans le mixeur jusqu'à obtenir une consistance lisse et crémeuse.

7. Goûtez le smoothie et ajustez le sucrage ou les ingrédients selon vos préférences.

8. Une fois le smoothie bien mélangé, versez-le dans des verres.

9. Servez le smoothie aux fruits frais avec eau de coco immédiatement et profitez-en bien frais.

Conseil : Vous pouvez personnaliser cette recette en utilisant vos fruits préférés ou en ajoutant des ingrédients supplémentaires tels que des épinards, de la menthe fraîche ou des graines de chia pour plus de nutriments.

## Wrap Aux Céréales Complètes Avec Houmous Et Légumes

Description du Repas : Le wrap aux céréales complètes avec houmous et légumes est un repas équilibré et savoureux, idéal pour une option déjeuner rapide ou une collation nutritive. Les céréales complètes fournissent des fibres, tandis que le houmous ajoute une touche crémeuse et les légumes offrent des saveurs fraîches et croquantes.

Ingrédients :

• 1 tortilla de céréales complètes (blé entier, épeautre, etc.)

• 1/4 tasse de houmous (fait maison ou du commerce)

• 1/2 tasse de légumes variés (concombres, poivrons, tomates, carottes, etc.), coupés en lanières ou en tranches

• Feuilles de laitue ou épinards frais

• 1 cuillère à soupe de graines de sésame ou de graines de tournesol (facultatif)

• Sel et poivre noir, au goût

Instructions :

1. Placez la tortilla de céréales complètes sur une surface propre.

2. Étalez uniformément le houmous sur toute la surface de la tortilla.

3. Disposez les feuilles de laitue ou d'épinards frais sur le

houmous.

4. Ajoutez les lanières ou les tranches de légumes variés sur les feuilles de laitue.

5. Assaisonnez les légumes avec une pincée de sel et de poivre noir selon vos préférences.

6. Si désiré, saupoudrez des graines de sésame ou de graines de tournesol sur les légumes pour ajouter une touche de croquant.

7. Enroulez la tortilla fermement en pliant les côtés vers le centre, puis enroulez-la vers le haut pour former un wrap.

8. Vous pouvez couper le wrap en deux pour le rendre plus facile à déguster.

9. Servez immédiatement le wrap aux céréales complètes avec houmous et légumes.

Information Nutritionnelle par Portion :

• Calories : 220 calories par portion (estimé)

• Protéines : 6 g

• Glucides : 35 g

• Fibres : 6 g

• Graisses saines : Source de graisses saines à partir du houmous et des céréales complètes

## Salade De Fruits Tropicaux À La Menthe

Description du Repas : La salade de fruits tropicaux à la menthe est une explosion de saveurs fraîches et exotiques. Les fruits tropicaux juteux et sucrés se marient parfaitement avec la fraîcheur de la menthe, créant une salade légère et rafraîchissante, idéale pour une collation ou un dessert sain.

Ingrédients :

• 2 tasses de fruits tropicaux variés (mangue, ananas, kiwi, papaye, etc.), coupés en morceaux

• Feuilles de menthe fraîche, hachées

• Jus d'un citron vert

• 1 cuillère à soupe de miel ou de sirop d'agave (facultatif, pour sucrer)

Instructions :

1. Dans un grand bol, mélangez les morceaux de fruits tropicaux.

2. Ajoutez les feuilles de menthe fraîche hachées dans le bol.

3. Arrosez les fruits et la menthe avec le jus d'un citron vert pour rehausser les saveurs et empêcher l'oxydation des fruits.

4. Si vous préférez une salade plus sucrée, ajoutez une cuillère à soupe de miel ou de sirop d'agave et mélangez bien.

5. Mélangez délicatement tous les ingrédients pour enrober les fruits de la menthe et du jus de citron vert.

6. Laissez reposer la salade de fruits tropicaux à la menthe au réfrigérateur pendant environ 15-20 minutes pour que les saveurs se marient.

7. Servez la salade de fruits tropicaux à la menthe dans des bols individuels.

Information Nutritionnelle par Portion :

• Calories : 120 calories par portion (estimé)

- Glucides : 30 g

- Fibres : 5 g

- Vitamines et Minéraux : Source de vitamines et d'antioxydants à partir des fruits tropicaux

## Wrap Arc-En-Ciel De Légumes

Description du Repas : Le wrap arc-en-ciel de légumes est une explosion de couleurs, de saveurs et de nutriments dans un repas équilibré. Les légumes de différentes couleurs fournissent une variété de vitamines et de minéraux, tandis que la tortilla de blé entier offre une base saine et rassasiante.

Ingrédients :

- 1 tortilla de blé entier

- 1/4 tasse de houmous (fait maison ou du commerce)

- 1/4 tasse de carottes, coupées en lanières

- 1/4 tasse de poivrons rouges, coupés en lanières

- 1/4 tasse de concombres, coupés en lanières

- 1/4 tasse de chou rouge, finement tranché

- 1/4 tasse de feuilles d'épinards ou de laitue

- 1 cuillère à soupe de vinaigrette légère (au choix)

- Sel et poivre noir, au goût

Instructions :

1. Placez la tortilla de blé entier sur une surface propre.

2. Étalez uniformément le houmous sur toute la surface de la tortilla.

3. Disposez les légumes colorés (carottes, poivrons,

concombres, chou rouge) sur le houmous.

4. Ajoutez les feuilles d'épinards ou de laitue sur les légumes.

5. Assaisonnez avec une pincée de sel et de poivre noir selon vos préférences.

6. Arrosez la salade de légumes d'une cuillère à soupe de vinaigrette légère pour ajouter de la saveur.

7. Enroulez la tortilla fermement en pliant les côtés vers le centre, puis enroulez-la vers le haut pour former un wrap.

8. Vous pouvez couper le wrap en deux pour le rendre plus facile à déguster.

9. Servez immédiatement le wrap arc-en-ciel de légumes.

Information Nutritionnelle par Portion :

• Calories : 200 calories par portion (estimé)

• Protéines : 7 g

• Glucides : 30 g

• Fibres : 7 g

• Vitamines et Minéraux : Variété de nutriments à partir des légumes

## Salade De Poulet Grillé Avec Vinaigrette À L'huile D'olive

Description du Repas : La salade de poulet grillé avec vinaigrette à l'huile d'olive est une option saine et savoureuse pour un repas équilibré et nourrissant. Le poulet grillé ajoute une source de protéines maigres, tandis que les légumes frais et la vinaigrette à l'huile d'olive offrent une variété de saveurs et de nutriments.

Ingrédients :

• 1 poitrine de poulet désossée et sans peau, grillée et coupée en tranches

• 4 tasses de mélange de laitue (laitue romaine, laitue iceberg, épinards, etc.), lavé et égoutté

• 1/2 concombre, coupé en rondelles

• 1/2 poivron rouge, coupé en lanières

• 1/4 d'oignon rouge, finement tranché

• 1/4 de tasse de tomates cerises, coupées en deux

• 2 cuillères à soupe d'huile d'olive extra vierge

• 1 cuillère à soupe de vinaigre balsamique

• Sel et poivre noir, au goût

• Herbes fraîches (basilic, persil, etc.) pour la garniture

Instructions :

1. Dans un grand saladier, ajoutez le mélange de laitue lavé et égoutté.

2. Disposez les tranches de poulet grillé sur le dessus de la laitue.

3. Ajoutez les rondelles de concombre, les lanières de poivron, les tranches d'oignon rouge et les tomates cerises dans le saladier.

4. Dans un petit bol, préparez la vinaigrette en mélangeant l'huile d'olive extra vierge et le vinaigre balsamique. Assaisonnez avec une pincée de sel et de poivre noir.

5. Arrosez la salade avec la vinaigrette à l'huile d'olive et mélangez délicatement pour enrober tous les ingrédients.

6. Si vous le souhaitez, ajoutez des herbes fraîches comme

le basilic ou le persil pour rehausser les saveurs.

7. Servez immédiatement la salade de poulet grillé avec vinaigrette à l'huile d'olive.

Information Nutritionnelle par Portion :

• Calories : 250 calories par portion (estimé)

• Protéines : 25 g

• Glucides : 10 g

• Fibres : 4 g

• Graisses saines : Source de graisses saines à partir de l'huile d'olive et du poulet grillé

## Pâtes De Blé Entier Avec Tomate Et Basilic

Description du Repas : Les pâtes de blé entier avec tomate et basilic sont un plat délicieux et nutritif, mettant en valeur la simplicité des ingrédients frais. Les pâtes de blé entier ajoutent des fibres, tandis que la sauce tomate et le basilic apportent une explosion de saveurs méditerranéennes.

Ingrédients :

• 2 tasses de pâtes de blé entier

• 2 tomates mûres, coupées en dés

• 1/4 de tasse de basilic frais, haché

• 2 gousses d'ail, émincées

• 2 cuillères à soupe d'huile d'olive extra vierge

• Sel et poivre noir, au goût

• Fromage parmesan râpé (facultatif, pour la garniture)

Instructions :

1. Faites cuire les pâtes de blé entier selon les instructions sur l'emballage. Égouttez-les et réservez.

2. Dans une poêle, faites chauffer l'huile d'olive extra vierge à feu moyen.

3. Ajoutez l'ail émincé dans la poêle et faites-le revenir jusqu'à ce qu'il dégage son arôme, mais veillez à ne pas le brûler.

4. Ajoutez les dés de tomates dans la poêle. Laissez-les cuire pendant quelques minutes jusqu'à ce qu'ils commencent à ramollir et libérer leur jus.

5. Assaisonnez les tomates avec une pincée de sel et de poivre noir selon vos préférences.

6. Ajoutez le basilic frais haché dans la poêle. Mélangez bien pour enrober les tomates et le basilic de la saveur de l'ail.

7. Ajoutez les pâtes cuites dans la poêle. Mélangez pour combiner les ingrédients et chauffer les pâtes.

8. Goûtez le plat et ajustez l'assaisonnement si nécessaire.

9. Une fois les pâtes bien mélangées avec la sauce tomate et le basilic, retirez la poêle du feu.

10. Servez les pâtes de blé entier avec tomate et basilic dans des assiettes individuelles.

11. Si désiré, saupoudrez de fromage parmesan râpé sur le dessus pour une touche de saveur supplémentaire.

Information Nutritionnelle par Portion :

- Calories : 300 calories par portion (estimé)

- Protéines : 10 g

- Glucides : 50 g

- Fibres : 8 g

• Graisses saines : Source de graisses saines à partir de l'huile d'olive

## Poivrons Farcis À La Dinde Et Aux Épinards

Description du Repas : Les poivrons farcis à la dinde et aux épinards sont une option de repas saine et savoureuse, offrant une combinaison équilibrée de protéines maigres et de légumes. Les poivrons colorés servent de délicieux contenant pour une farce délicieuse à base de dinde hachée et d'épinards.

Ingrédients :

• 4 poivrons (couleurs variées), coupés en deux et épépinés

• 1/2 livre (environ 225 g) de dinde hachée

• 1 tasse d'épinards frais, hachés

• 1/2 tasse de quinoa cuit

• 1/2 oignon, haché

• 2 gousses d'ail, émincées

• 1/2 cuillère à café de paprika

• 1/2 cuillère à café de cumin en poudre

• Sel et poivre noir, au goût

• 1/4 de tasse de fromage mozzarella râpé (facultatif, pour la garniture)

• Huile d'olive, pour la cuisson

Instructions :

1. Préchauffez le four à 180°C (350°F).

2. Dans une poêle, faites chauffer un peu d'huile d'olive à feu moyen.

3. Ajoutez l'oignon haché et faites-le revenir jusqu'à ce qu'il soit tendre et légèrement doré.

4. Ajoutez l'ail émincé dans la poêle et faites-le revenir pendant environ 1 minute jusqu'à ce qu'il dégage son arôme.

5. Ajoutez la dinde hachée dans la poêle. Faites cuire jusqu'à ce qu'elle soit bien cuite et légèrement dorée. Émiettez-la en petits morceaux à l'aide d'une spatule.

6. Ajoutez les épinards hachés dans la poêle. Faites-les cuire jusqu'à ce qu'ils soient fanés.

7. Incorporer le quinoa cuit dans la poêle. Assaisonnez avec le paprika, le cumin, le sel et le poivre noir. Mélangez bien pour combiner tous les ingrédients.

8. Placez les moitiés de poivrons évidées dans un plat de cuisson.

9. Remplissez généreusement chaque moitié de poivron avec la farce à la dinde et aux épinards.

10. Si vous le souhaitez, saupoudrez un peu de fromage mozzarella râpé sur le dessus de chaque poivron farci.

11. Couvrez le plat de cuisson avec du papier aluminium et placez-le au four préchauffé.

12. Faites cuire les poivrons farcis au four pendant environ 25-30 minutes, jusqu'à ce que les poivrons soient tendres et que le fromage soit fondu.

13. Retirez le plat du four et laissez refroidir légèrement avant de servir.

Information Nutritionnelle par Portion :

• Calories : 250 calories par portion (estimé)

• Protéines : 20 g

- Glucides : 20 g

- Fibres : 5 g

- Graisses saines : Source de protéines maigres à partir de la dinde et de nutriments à partir des épinards

## Curry De Lentilles Et De Pois Chiches

Description du Repas : Le curry de lentilles et de pois chiches est un plat chaleureux et réconfortant, riche en protéines végétales et en saveurs épicées. Les lentilles et les pois chiches sont cuits dans une sauce parfumée aux épices, créant un plat délicieusement satisfaisant.

Ingrédients :

- 1 tasse de lentilles vertes, rincées et égouttées

- 1 tasse de pois chiches cuits (en conserve ou cuits à partir de pois chiches secs)

- 1 oignon, haché

- 2 gousses d'ail, émincées

- 1 poivron rouge, coupé en dés

- 1 carotte, coupée en rondelles

- 1 boîte (400 g) de tomates concassées

- 1 boîte (400 ml) de lait de coco

- 1 cuillère à soupe d'huile d'olive

- 1 cuillère à soupe de pâte de curry (rouge, vert ou au choix)

- 1 cuillère à café de cumin en poudre

- 1 cuillère à café de coriandre en poudre

- 1/2 cuillère à café de curcuma en poudre

- Sel et poivre noir, au goût
- Feuilles de coriandre fraîche, pour la garniture

Instructions :

1. Dans une grande poêle, faites chauffer l'huile d'olive à feu moyen.

2. Ajoutez l'oignon haché dans la poêle et faites-le revenir jusqu'à ce qu'il soit tendre et translucide.

3. Ajoutez l'ail émincé dans la poêle. Faites-le revenir pendant environ 1 minute jusqu'à ce qu'il dégage son arôme.

4. Ajoutez le poivron rouge et la carotte dans la poêle. Faites cuire les légumes pendant quelques minutes jusqu'à ce qu'ils commencent à ramollir.

5. Ajoutez la pâte de curry dans la poêle. Faites sauter les légumes dans la pâte de curry pour bien les enrober.

6. Incorporer les lentilles rincées et les pois chiches cuits dans la poêle.

7. Ajoutez les tomates concassées et le lait de coco dans la poêle. Mélangez bien pour combiner tous les ingrédients.

8. Assaisonnez avec le cumin en poudre, la coriandre en poudre, le curcuma en poudre, le sel et le poivre noir. Ajustez les épices selon votre préférence.

9. Réduisez le feu à moyen-doux, couvrez la poêle et laissez mijoter pendant environ 20-25 minutes, jusqu'à ce que les lentilles soient tendres.

10. Remuez occasionnellement et ajoutez un peu d'eau si le mélange devient trop épais.

11. Une fois les lentilles cuites et les saveurs bien mélangées, retirez la poêle du feu.

12. Servez le curry de lentilles et de pois chiches chaud dans des bols individuels.

13. Garnissez chaque portion de feuilles de coriandre fraîche.

Information Nutritionnelle par Portion :

• Calories : 300 calories par portion (estimé)

• Protéines : 15 g

• Glucides : 40 g

• Fibres : 12 g

• Graisses saines : Source de protéines végétales à partir des lentilles et des pois chiches

## Flocons D'avoine Aux Baies Et Amandes

Description du Repas : Les flocons d'avoine aux baies et amandes sont un petit-déjeuner sain et nourrissant, rempli de fibres, d'antioxydants et de protéines. Les flocons d'avoine crémeux sont garnis de baies fraîches et de morceaux d'amandes croquantes, créant un repas équilibré pour bien commencer la journée.

Ingrédients :

• 1/2 tasse de flocons d'avoine

• 1 tasse de lait (lait de vache, lait d'amande, etc.)

• 1/2 tasse de baies mélangées (framboises, myrtilles, fraises, etc.)

• 1 cuillère à soupe d'amandes effilées ou hachées

• 1 cuillère à soupe de miel ou de sirop d'érable (facultatif, pour sucrer)

• Pincée de cannelle (facultatif, pour assaisonner)

Instructions :

1. Dans une casserole, combinez les flocons d'avoine et le lait.

2. Faites chauffer la casserole à feu moyen et portez le mélange à ébullition.

3. Réduisez le feu à moyen-doux et laissez mijoter les flocons d'avoine pendant environ 5 à 7 minutes, en remuant occasionnellement, jusqu'à ce qu'ils deviennent crémeux et tendres.

4. Une fois les flocons d'avoine cuits, retirez la casserole du feu.

5. Versez les flocons d'avoine cuits dans un bol de service.

6. Disposez les baies mélangées sur le dessus des flocons d'avoine.

7. Saupoudrez les amandes effilées ou hachées sur les baies.

8. Si vous préférez un peu de douceur, ajoutez une cuillère à soupe de miel ou de sirop d'érable sur le dessus.

9. Si désiré, ajoutez une pincée de cannelle pour ajouter de la saveur.

10. Mélangez doucement les ingrédients dans le bol pour les combiner.

11. Servez les flocons d'avoine aux baies et amandes immédiatement.

Information Nutritionnelle par Portion :

• Calories : 300 calories par portion (estimé)

• Protéines : 8 g

• Glucides : 45 g

• Fibres : 7 g

• Graisses saines : Source de graisses saines à partir des amandes

## Pouding De Graines De Chia Au Lait De Coco

Description du Repas : Le pouding de graines de chia au lait de coco est un dessert sain et délicieux, riche en fibres, en acides gras oméga-3 et en saveurs exotiques. Les graines de chia absorbent le lait de coco pour créer une texture crémeuse et agréable, idéale pour une collation ou un dessert léger.

Ingrédients :

• 1/4 tasse de graines de chia

• 1 tasse de lait de coco (en conserve ou du commerce)

• 1 cuillère à soupe de miel ou de sirop d'érable (facultatif, pour sucrer)

• 1/2 cuillère à café d'extrait de vanille

• Baies fraîches (framboises, myrtilles, fraises, etc.) pour la garniture

• Noix de coco râpée (facultatif, pour la garniture)

Instructions :

1. Dans un bol, mélangez les graines de chia et le lait de coco.

2. Ajoutez l'extrait de vanille dans le bol et mélangez bien pour combiner tous les ingrédients.

3. Si vous préférez une touche sucrée, ajoutez une cuillère à soupe de miel ou de sirop d'érable et mélangez.

4. Mélangez bien le tout pour éviter que les graines de chia

ne forment des grumeaux.

5. Couvrez le bol avec une pellicule plastique ou un couvercle hermétique.

6. Placez le bol au réfrigérateur et laissez reposer pendant au moins 2 à 3 heures, ou idéalement toute la nuit, pour que les graines de chia absorbent le liquide et créent une texture de pouding.

7. Une fois le pouding de graines de chia bien pris, retirez le bol du réfrigérateur.

8. Avant de servir, mélangez à nouveau le pouding pour uniformiser la texture.

9. Versez le pouding de graines de chia dans des petits bols de service.

10. Garnissez le pouding avec des baies fraîches comme des framboises, des myrtilles ou des fraises.

11. Si désiré, saupoudrez un peu de noix de coco râpée sur le dessus pour une touche exotique.

12. Servez le pouding de graines de chia au lait de coco comme collation ou dessert léger.

Information Nutritionnelle par Portion :

• Calories : 250 calories par portion (estimé)

• Protéines : 4 g

• Glucides : 15 g

• Fibres : 10 g

• Graisses saines : Source d'acides gras oméga-3 à partir des graines de chia et du lait de coco

## Omelette Aux Épinards Et Champignons

Description du Repas : L'omelette aux épinards et champignons est un petit-déjeuner riche en protéines et en légumes verts, idéal pour commencer la journée avec énergie. Les épinards frais et les champignons ajoutent des saveurs délicates à cette omelette moelleuse et satisfaisante.

Ingrédients :

• 3 œufs

• 1/2 tasse d'épinards frais, lavés et hachés

• 1/4 de tasse de champignons tranchés

• 1/4 d'oignon, haché

• 1/4 de tasse de fromage râpé (cheddar, mozzarella, etc.)

• 1 cuillère à soupe d'huile d'olive

• Sel et poivre noir, au goût

• Pincée de flocons de piment rouge (facultatif, pour un peu de chaleur)

Instructions :

1. Dans un bol, battez les œufs jusqu'à ce qu'ils soient bien mélangés. Assaisonnez avec une pincée de sel et de poivre noir.

2. Dans une poêle antiadhésive, faites chauffer l'huile d'olive à feu moyen.

3. Ajoutez les champignons tranchés et l'oignon haché dans la poêle. Faites revenir jusqu'à ce qu'ils soient tendres et légèrement dorés.

4. Ajoutez les épinards hachés dans la poêle. Laissez-les cuire pendant quelques minutes jusqu'à ce qu'ils soient fanés.

5. Réduisez légèrement la chaleur de la poêle et versez les œufs battus dans la poêle.

6. Laissez les œufs cuire doucement pendant quelques instants jusqu'à ce qu'ils commencent à prendre sur les bords.

7. À l'aide d'une spatule, soulevez doucement les bords de l'omelette et inclinez la poêle pour permettre le passage du liquide non cuit vers les bords.

8. Lorsque l'omelette est presque prise mais encore légèrement liquide sur le dessus, ajoutez le fromage râpé sur la moitié de l'omelette.

9. Pliez l'autre moitié de l'omelette sur le fromage pour former une demi-lune.

10. Laissez l'omelette cuire pendant encore quelques instants jusqu'à ce que le fromage soit fondu et que l'omelette soit bien cuite.

11. Si désiré, saupoudrez quelques flocons de piment rouge sur le dessus de l'omelette pour un peu de chaleur.

12. Glissez délicatement l'omelette sur une assiette de service.

13. Servez l'omelette aux épinards et champignons chaud et dégustez-la avec une tranche de pain complet ou de fruits frais.

Information Nutritionnelle par Portion :

• Calories : 250 calories par portion (estimé)

• Protéines : 15 g

• Glucides : 5 g

• Fibres : 2 g

- Graisses saines : Source de protéines et de légumes à partir des œufs, des épinards et des champignons

## Salsa D'ananas Et De Mangue

Description du Repas : La salsa d'ananas et de mangue est une combinaison exquise de saveurs tropicales, parfaite en apéritif ou en accompagnement. Les dés sucrés d'ananas et de mangue se mélangent avec des notes d'oignon rouge, de poivron rouge et de coriandre fraîche pour créer une explosion de saveurs. Cette salsa colorée et légère est idéale pour les journées ensoleillées.

Ingrédients :

- 1 tasse d'ananas frais, coupé en petits dés

- 1 tasse de mangue mûre, coupée en petits dés

- 1/4 de tasse d'oignon rouge, finement haché

- 1/4 de tasse de poivron rouge, coupé en petits dés

- 1/4 de tasse de coriandre fraîche, hachée

- Jus d'un demi-citron vert

- Sel et poivre noir, au goût

- Pincée de piment rouge écrasé (facultatif, pour un peu de piquant)

Instructions :

1. Dans un bol, mélangez les dés d'ananas et de mangue.

2. Ajoutez l'oignon rouge haché, le poivron rouge coupé en dés et la coriandre hachée dans le bol.

3. Pressez le jus d'un demi-citron vert sur les ingrédients dans le bol.

4. Assaisonnez la salsa avec une pincée de sel et de poivre noir selon vos préférences.

5. Si vous aimez un peu de piquant, ajoutez une pincée de piment rouge écrasé à la salsa.

6. Mélangez délicatement tous les ingrédients dans le bol pour les combiner et enrober les fruits de saveurs.

7. Goûtez la salsa et ajustez l'assaisonnement si nécessaire.

8. Laissez reposer la salsa d'ananas et de mangue au réfrigérateur pendant au moins 15-20 minutes pour permettre aux saveurs de se mélanger.

9. Juste avant de servir, mélangez la salsa à nouveau pour mélanger les jus et les arômes.

10. Servez la salsa d'ananas et de mangue avec des chips de tortilla, des tacos, du poulet grillé ou simplement en entrée fraîche.

Information Nutritionnelle par Portion :

• Calories : 60 calories par portion (estimé)

• Protéines : 1 g

• Glucides : 15 g

• Fibres : 2 g

• Graisses : 0 g

## Muffins Aux Son Et Aux Raisins

Description du Repas : Les muffins aux son et aux raisins sont des petites merveilles santé, riches en fibres et en saveurs sucrées. Ces muffins moelleux sont faits avec du son de blé, des raisins juteux et une touche de cannelle pour une collation ou un petit-déjeuner satisfaisant.

Ingrédients :

- 1 tasse de son de blé

- 1 tasse de farine de blé entier

- 1/2 tasse de sucre brun

- 1 cuillère à café de levure chimique

- 1/2 cuillère à café de bicarbonate de soude

- 1/2 cuillère à café de cannelle en poudre

- 1/4 de cuillère à café de sel

- 1 tasse de lait (lait de vache, lait d'amande, etc.)

- 1/4 de tasse d'huile végétale

- 1 œuf

- 1/2 tasse de raisins secs

Instructions :

1. Préchauffez le four à 190°C (375°F). Graissez ou tapissez de moules à muffins en papier un moule à muffins.

2. Dans un grand bol, mélangez le son de blé, la farine de blé entier, le sucre brun, la levure chimique, le bicarbonate de soude, la cannelle en poudre et le sel.

3. Dans un autre bol, battez l'œuf. Ajoutez le lait et l'huile végétale, puis mélangez bien.

4. Versez les ingrédients liquides dans le mélange sec et remuez doucement jusqu'à ce que tout soit bien incorporé. N'agitez pas trop la pâte pour éviter de rendre les muffins durs.

5. Incorporez délicatement les raisins secs dans la pâte.

6. Répartissez la pâte dans les moules à muffins, en les remplissant jusqu'aux 2/3.

7. Faites cuire les muffins au four préchauffé pendant environ 15 à 20 minutes, ou jusqu'à ce qu'un cure-dents inséré au centre d'un muffin en ressorte propre.

8. Une fois cuits, sortez les muffins du four et laissez-les refroidir légèrement dans le moule avant de les transférer sur une grille pour qu'ils refroidissent complètement.

9. Une fois refroidis, servez les muffins aux son et aux raisins comme collation ou petit-déjeuner.

Information Nutritionnelle par Muffin :

• Calories : 150 calories par muffin (estimé)

• Protéines : 4 g

• Glucides : 25 g

• Fibres : 4 g

• Graisses saines : Source de fibres à partir du son de blé et de douceur naturelle des raisins

## Jus Vert Détoxifiant

Description du Repas : Le jus vert détoxifiant est une boisson rafraîchissante et revitalisante, remplie de légumes verts et d'ingrédients détoxifiants. Ce mélange vitaminé est idéal pour éliminer les toxines, stimuler l'énergie et favoriser la santé globale.

Ingrédients :

• 1 concombre, pelé et coupé en morceaux

• 2 poignées d'épinards frais

• 1 pomme verte, coupée en quartiers

• 1 citron, pelé et coupé en quartiers

• 1 morceau de gingembre (environ 1 pouce), pelé

• 1 tige de céleri

• 1/2 tasse d'eau de coco ou d'eau filtrée (ajustez la quantité selon la consistance désirée)

Instructions :

1. Lavez soigneusement tous les légumes et les fruits.

2. Coupez les légumes et les fruits en morceaux pour faciliter le mixage.

3. Placez tous les ingrédients dans un mixeur ou un extracteur de jus.

4. Ajoutez 1/2 tasse d'eau de coco ou d'eau filtrée pour aider à la liquéfaction.

5. Mixez ou extrayez le jus jusqu'à obtenir une consistance lisse et homogène.

6. Si nécessaire, ajustez la quantité d'eau de coco ou d'eau filtrée pour obtenir la consistance souhaitée.

7. Versez le jus dans un verre de service.

8. Servez immédiatement pour profiter de tous les bienfaits des ingrédients frais.

Information Nutritionnelle par Portion :

• Calories : 80 calories par portion (estimé)

• Protéines : 2 g

• Glucides : 20 g

• Fibres : 4 g

• Graisses : 5 g

## Popsicles À L'eau De Coco Et Aux Baies

Description du Repas : Les popsicles à l'eau de coco et aux baies sont une gâterie rafraîchissante et naturellement sucrée, parfaite pour se rafraîchir par temps chaud. Ces popsicles sont faits avec de l'eau de coco hydratante et des baies colorées, créant une combinaison délicieuse et estivale.

Ingrédients :

• 1 tasse d'eau de coco

• 1/2 tasse de baies mélangées (framboises, myrtilles, fraises, etc.)

• 1 cuillère à soupe de miel ou de sirop d'érable (facultatif, pour sucrer)

Instructions :

1. Dans un bol, mélangez l'eau de coco et le miel ou le sirop d'érable si vous préférez une touche sucrée.

2. Répartissez les baies mélangées dans des moules à popsicles.

3. Versez doucement l'eau de coco sucrée sur les baies dans les moules à popsicles.

4. Insérez les bâtonnets dans les moules à popsicles.

5. Placez les moules à popsicles au congélateur et laissez-les prendre pendant au moins 4 heures, ou jusqu'à ce qu'ils soient complètement gelés.

6. Une fois les popsicles gelés, sortez-les du congélateur.

7. Pour démouler les popsicles, passez rapidement les moules sous de l'eau tiède pour les desserrer.

8. Dégustez les popsicles à l'eau de coco et aux baies pour une délicieuse friandise rafraîchissante.

# Collation De Pois Chiches Rôtis

Description de la Collation : Les pois chiches rôtis sont une collation croustillante et nutritive, parfaite pour satisfaire les fringales entre les repas. Les pois chiches sont assaisonnés et rôtis au four pour obtenir une texture croquante et une explosion de saveurs. Cette collation est une excellente source de protéines végétales et de fibres.

Ingrédients :

• 1 boîte de pois chiches (environ 400 g), égouttés et rincés

• 1 cuillère à soupe d'huile d'olive

• 1 cuillère à café de paprika

• 1/2 cuillère à café de cumin en poudre

• 1/2 cuillère à café de sel

• Pincée de poivre noir

Instructions :

1. Préchauffez le four à 200°C (390°F).

2. Égouttez et rincez les pois chiches, puis séchez-les légèrement avec du papier absorbant.

3. Dans un bol, mélangez les pois chiches avec l'huile d'olive, le paprika, le cumin, le sel et le poivre noir. Mélangez bien pour enrober les pois chiches des épices.

4. Répartissez les pois chiches assaisonnés sur une plaque de cuisson tapissée de papier sulfurisé.

5. Étalez les pois chiches pour qu'ils soient en une seule couche, évitant qu'ils se chevauchent.

6. Faites rôtir les pois chiches au four préchauffé pendant

environ 25 à 30 minutes, en les remuant à mi-cuisson pour une cuisson uniforme.

7. Les pois chiches sont prêts lorsqu'ils sont dorés et croustillants à l'extérieur.

8. Sortez la plaque du four et laissez les pois chiches rôtis refroidir avant de les déguster.

9. Servez les pois chiches rôtis comme collation saine et savoureuse.

Information Nutritionnelle par Portion :

• Calories : 150 calories par portion (estimé)

• Protéines : 6 g

• Glucides : 22 g

• Fibres : 6 g

• Graisses saines : Source de protéines végétales et de fibres à partir des pois chiches

## Poulet Grillé Mariné Aux Agrumes

Description du Repas : Le poulet grillé mariné aux agrumes est une option de repas savoureuse et légère, parfaite pour les amateurs de viande maigre et de saveurs fraîches. Le poulet est mariné dans un mélange d'agrumes pour ajouter de la tendresse et une touche acidulée, puis grillé pour obtenir une texture juteuse et délicieuse.

Ingrédients :

• 2 poitrines de poulet désossées et sans peau

• Jus de 2 oranges

• Jus d'1 citron

- Zeste d'1 orange

- Zeste d'1 citron

- 2 cuillères à soupe d'huile d'olive

- 2 gousses d'ail, émincées

- 1 cuillère à café de miel

- Sel et poivre noir, au goût

- Brins de thym frais (facultatif, pour la garniture)

Instructions :

1. Dans un bol, mélangez le jus d'orange, le jus de citron, les zestes d'orange et de citron, l'huile d'olive, l'ail émincé et le miel.

2. Ajoutez une pincée de sel et de poivre noir, puis mélangez bien pour combiner les saveurs.

3. Placez les poitrines de poulet dans un sac de congélation refermable ou dans un plat peu profond.

4. Versez la marinade aux agrumes sur le poulet, en vous assurant qu'il est bien enrobé.

5. Fermez le sac de congélation ou couvrez le plat de plastique et laissez le poulet mariner au réfrigérateur pendant au moins 1 heure, ou idéalement pendant la nuit.

6. Préchauffez le grill à feu moyen-élevé.

7. Retirez le poulet de la marinade et secouez légèrement l'excès de marinade.

8. Placez le poulet mariné sur le grill chaud et faites-le griller pendant environ 6 à 8 minutes de chaque côté, ou jusqu'à ce que le poulet soit bien cuit et atteigne une température interne de 75°C (165°F).

9. Une fois le poulet grillé, retirez-le du grill et laissez-le

reposer pendant quelques minutes.

10. Garnissez le poulet grillé aux agrumes de brins de thym frais avant de servir, si désiré.

11. Servez le poulet grillé mariné aux agrumes avec des légumes grillés ou une salade fraîche.

Information Nutritionnelle par Portion :

• Calories : 250 calories par portion (estimé)

• Protéines : 30 g

• Glucides : 10 g

• Graisses : 10 g

## Sauté De Patates Douces Et De Chou Frisé

Description du Repas : Le sauté de patates douces et de chou frisé est un plat équilibré et délicieux, parfait pour un petit-déjeuner nourrissant ou un brunch sain. Les patates douces sont cuites jusqu'à ce qu'elles soient tendres et dorées, puis mélangées avec du chou frisé émincé et des épices aromatiques. Ce plat apporte une explosion de saveurs et de nutriments dans chaque bouchée.

Ingrédients :

• 2 patates douces, pelées et coupées en dés

• 2 tasses de chou frisé, émincé

• 1 oignon rouge, haché

• 2 gousses d'ail, émincées

• 1 cuillère à café de paprika

• 1/2 cuillère à café de cumin en poudre

• 1/4 de cuillère à café de poudre de chili (ajustez selon votre préférence de piquant)

- Sel et poivre noir, au goût

- 2 cuillères à soupe d'huile d'olive

- Œufs au plat (en option, pour servir)

Instructions :

1. Dans une grande poêle, faites chauffer l'huile d'olive à feu moyen.

2. Ajoutez les dés de patates douces dans la poêle et faites-les cuire pendant environ 8 à 10 minutes, en remuant de temps en temps, jusqu'à ce qu'ils soient légèrement dorés et tendres.

3. Ajoutez l'oignon rouge haché dans la poêle et faites cuire pendant 2 minutes de plus, jusqu'à ce qu'il soit ramolli.

4. Ajoutez l'ail émincé, le paprika, le cumin en poudre et la poudre de chili dans la poêle. Mélangez bien pour enrober les ingrédients des épices.

5. Incorporez le chou frisé émincé dans la poêle. Faites cuire pendant environ 3 à 5 minutes, en remuant fréquemment, jusqu'à ce que le chou frisé soit ramolli.

6. Assaisonnez le sauté de patates douces et de chou frisé avec du sel et du poivre noir selon vos goûts.

7. Une fois que tous les ingrédients sont bien cuits et mélangés, retirez la poêle du feu.

8. Servez le sauté de patates douces et de chou frisé chaud avec des œufs au plat par-dessus, si désiré.

Information Nutritionnelle par Portion :

- Calories : 200 calories par portion (estimé)

- Protéines : 3 g

- Glucides : 30 g
- Fibres : 5 g
- Graisses : 8 g

## Poisson Cuit À La Croûte D'amandes

Description du Repas : Le poisson cuit à la croûte d'amandes est un plat léger et délicat, idéal pour les amateurs de fruits de mer. Le poisson est enrobé d'une croûte croustillante d'amandes, ce qui ajoute une saveur délicieuse et une texture irrésistible. Ce plat est parfait pour un dîner sain et gourmand.

Ingrédients :

- 2 filets de poisson (cabillaud, dorade, morue, etc.)
- 1/2 tasse d'amandes effilées
- 2 cuillères à soupe de farine tout usage
- 1 cuillère à café de paprika
- Sel et poivre noir, au goût
- 1 œuf, battu
- Jus de citron (pour servir)
- Persil frais haché (pour la garniture)

Instructions :

1. Préchauffez le four à 200°C (390°F) et tapissez une plaque de cuisson de papier parchemin.

2. Dans un bol, mélangez les amandes effilées, la farine tout usage, le paprika, le sel et le poivre noir.

3. Trempez chaque filet de poisson dans l'œuf battu, puis enrobez-le généreusement avec le mélange d'amandes.

4. Placez les filets de poisson enrobés sur la plaque de cuisson préparée.

5. Faites cuire au four préchauffé pendant environ 15 à 20 minutes, ou jusqu'à ce que la croûte d'amandes soit dorée et croustillante et que le poisson soit bien cuit et se défasse facilement à la fourchette.

6. Une fois cuit, sortez le poisson du four et laissez-le reposer pendant quelques minutes.

7. Arrosez les filets de poisson cuits de jus de citron frais juste avant de servir.

8. Garnissez avec du persil frais haché pour une touche de couleur et de saveur.

9. Servez le poisson cuit à la croûte d'amandes avec des légumes grillés ou une salade légère.

Information Nutritionnelle par Portion :

• Calories : 250 calories par portion (estimé)

• Protéines : 25 g

• Glucides : 6 g

• Graisses saines : 15 g

## Soupe À L'orge Et Aux Légumes

Description du Repas : La soupe à l'orge et aux légumes est une option réconfortante et nutritive, parfaite pour les journées fraîches. Cette soupe est remplie de grains d'orge tendres, de légumes colorés et d'arômes délicieux. C'est un plat satisfaisant et équilibré pour un repas réchauffant.

Ingrédients :

• 1 tasse d'orge perlé

- 1 oignon, haché
- 2 carottes, coupées en rondelles
- 2 branches de céleri, coupées en dés
- 2 gousses d'ail, émincées
- 1 tasse de haricots verts, coupés en morceaux
- 1 courgette, coupée en dés
- 1 boîte de tomates en dés (environ 400 g)
- 6 tasses de bouillon de légumes ou de bouillon de poulet
- 1 cuillère à café d'herbes de Provence (ou mélange d'herbes séchées)
- Sel et poivre noir, au goût
- Huile d'olive, pour la cuisson
- Persil frais haché (pour la garniture)

Instructions :

1. Dans une grande casserole, faites chauffer un peu d'huile d'olive à feu moyen.

2. Ajoutez l'oignon haché et faites-le revenir pendant environ 2 minutes, jusqu'à ce qu'il soit translucide.

3. Ajoutez les carottes coupées en rondelles, le céleri en dés et l'ail émincé. Faites sauter les légumes pendant quelques minutes jusqu'à ce qu'ils commencent à ramollir.

4. Ajoutez les haricots verts coupés en morceaux, la courgette en dés et les tomates en dés dans la casserole. Mélangez bien.

5. Versez l'orge perlé dans la casserole et remuez pour bien mélanger tous les ingrédients.

6. Ajoutez le bouillon de légumes ou de poulet dans la

casserole. Assaisonnez avec les herbes de Provence, le sel et le poivre noir selon votre goût.

7. Portez la soupe à ébullition, puis réduisez le feu à moyen-doux. Couvrez la casserole et laissez mijoter pendant environ 25 à 30 minutes, jusqu'à ce que l'orge et les légumes soient tendres.

8. Goûtez la soupe et ajustez l'assaisonnement si nécessaire.

9. Une fois la soupe cuite, retirez-la du feu et laissez-la reposer quelques minutes.

10. Servez la soupe à l'orge et aux légumes chaude, garnie de persil frais haché.

Information Nutritionnelle par Portion :

• Calories : 200 calories par portion (estimé)

• Protéines : 6 g

• Glucides : 40 g

• Fibres : 8 g

• Graisses : 2 g

## Sauté De Tofu Aux Brocolis Et Aux Noix De Cajou

Description du Repas : Le sauté de tofu aux brocolis et aux noix de cajou est un plat végétarien équilibré et plein de saveurs. Le tofu est mariné et sauté avec des morceaux de brocolis croquants et des noix de cajou pour ajouter une texture délicieuse. Ce plat est riche en protéines végétales et en nutriments essentiels.

Ingrédients :

• 1 bloc de tofu ferme, coupé en dés

- 2 tasses de brocolis, coupés en petits bouquets

- 1 poivron rouge, coupé en lanières

- 1 oignon, émincé

- 1/2 tasse de noix de cajou non salées

- 2 cuillères à soupe d'huile de sésame ou d'huile d'olive

- 2 cuillères à soupe de sauce soja

- 1 cuillère à soupe de sauce d'huître végétalienne (facultatif)

- 2 gousses d'ail, émincées

- 1 cuillère à café de gingembre frais râpé

- Sel et poivre noir, au goût

- Coriandre fraîche hachée (pour la garniture)

Instructions :

1. Dans un bol, mélangez la sauce soja, la sauce d'huître végétalienne (si utilisée), l'ail émincé et le gingembre râpé.

2. Placez les dés de tofu dans le mélange de marinade et laissez-les mariner pendant environ 15 à 20 minutes.

3. Dans une grande poêle ou un wok, faites chauffer l'huile de sésame ou d'olive à feu moyen-élevé.

4. Ajoutez les dés de tofu marinés dans la poêle et faites-les sauter jusqu'à ce qu'ils soient dorés et croustillants. Retirez-les de la poêle et mettez-les de côté.

5. Dans la même poêle, ajoutez un peu plus d'huile si nécessaire, puis ajoutez l'oignon émincé et les lanières de poivron rouge. Faites sauter pendant quelques minutes jusqu'à ce que les légumes commencent à ramollir.

6. Ajoutez les bouquets de brocolis dans la poêle et faites-

les sauter pendant environ 3 à 4 minutes, jusqu'à ce qu'ils soient croquants et légèrement cuits.

7. Remettez les dés de tofu dorés dans la poêle et mélangez tous les ingrédients.

8. Ajoutez les noix de cajou dans la poêle et mélangez bien.

9. Assaisonnez le sauté de tofu et de légumes avec du sel et du poivre noir selon vos goûts.

10. Une fois que tous les ingrédients sont bien mélangés et chauds, retirez la poêle du feu.

11. Servez le sauté de tofu aux brocolis et aux noix de cajou chaud, garni de coriandre fraîche hachée.

Information Nutritionnelle par Portion :

• Calories : 250 calories par portion (estimé)

• Protéines : 15 g

• Glucides : 15 g

• Graisses saines : 15 g

# CONCLUSION

En conclusion, la confusion métabolique offre une perspective novatrice sur la façon dont nous abordons notre alimentation et notre bien-être. En adoptant cette approche, vous ouvrez la porte à la variété, à la flexibilité et à l'excitation dans vos choix alimentaires, tout en cherchant à optimiser les performances de votre métabolisme. Souvenez-vous toujours que chaque corps est unique, et qu'explorer de nouvelles méthodes telles que la confusion métabolique peut être une étape passionnante dans votre quête d'une vie saine. N'hésitez pas à consulter des professionnels de la santé ou de la nutrition pour vous guider dans cette démarche et à suivre votre propre chemin vers le bien-être.